MIX
Papier aus verantwortungsvollen Quellen
Paper from responsible sources
FSC® C105338

Uwe H. Sültz

Der Übergang

Eine Sterbebegleitung

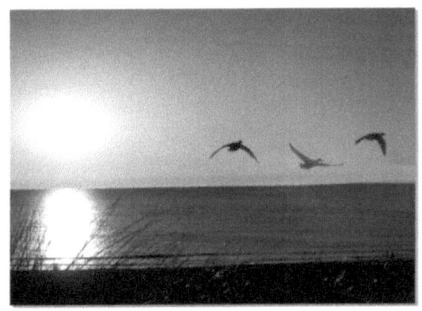

BoD- Books on Demand

Norderstedt 2016

Bibliografische Information durch die
Deutsche Nationalbibliothek

Die Deutsche Nationalbibliothek verzeichnet diese Publikation in der Deutschen Nationalbibliografie; detaillierte bibliografische Daten sind im Internet über http://dnb.dnb.de abrufbar.

© 2016 Uwe H. Sültz

Herstellung und Verlag:

BoD – Books on Demand, Norderstedt

ISBN 9-78374-1-26678-2

Eine Sterbebegleitung ist etwas sehr Persönliches. Für die Sterbebegleitung benötigt man keine besondere Ausbildung oder Fähigkeit, sich viel Zeit nehmen, Trost spenden, Liebe geben, zuhören, dem Sterbenden eine einfühlsame Betreuung zukommen lassen, das ist das Wichtigste.

Vielleicht machen wir uns allein oder mit den Angehörigen Gedanken darüber, wohin es gehen wird.

Jeder kann da seine eigene Darstellung und Meinung haben, aber es hilft.

Ich habe diese Sterbebegleitung so erfahren, auch gewollt, ich habe es gern getan und würde es immer wieder tun.

Anna war 84 Jahre, als bei ihr die Krankheit Demenz festgestellt wurde. Ich kannte Anna bereits über 40 Jahre. Beruflich hatte ich jedes Jahr bei ihr zu tun. Danach diskutierten wir bis tief in die Nacht über interessante Themen. Es konnte Religion sein oder auch über außerirdisches Leben. Anna war immer für alles geöffnet. Ein Thema wurde immer angesprochen, woher kommen wir und wohin wird es gehen? Schon in jungen Jahren las ich Bücher von Albert Einstein. „Energie wird nicht verloren gehen, sondern umgewandelt.", so sagte ich es zu Anna. Anna dazu: „Und der Mensch steckt voller Energie, gerade sein Denken!"

Über diese Aussage diskutierten wir also nun bei jedem Treffen.

Wir nahmen uns die Religion vor, diskutierten über die Bibel bis zum TAO TE KING. Irgendwann haben wir dann beide verstanden, dass das NICHTS etwas ist. In unseren Köpfen blieben dann Erkenntnisse, die unser Leben, jeder für sich, prägten. Alles entsteht eben aus dem NICHTS, doch das NICHTS ist ETWAS, es ist ALLES. Jeder von uns sah die Welt bewusster. Das bedeutete natürlich, dass wir dem Tod gegenüber vorbelastet waren und zwar positiv. Wir ahnten also, dass es nach dem Tod weiterging. Das alles steht natürlich auch in der Bibel, wir betrachteten es aber auch wissenschaftlich. In meiner Familie wird geglaubt, dass es nach dem Leben zu Ende ist. „Wo sollen denn alle Verstorbenen sein? Dazu ist der Weltraum doch viel zu klein."

Nun, dann frage ich sie, wozu lebt Ihr hier auf der Erde, es muss doch einen Sinn haben. Außerdem wird nicht verstanden, wie groß unser Universum wirklich ist, es endet nicht hinter dem Mond. Und wenn wir wirklich in einen anderen Energiestatus wechseln, nach dem Übergang, muss es auch nicht diese jetzige Dimension sein, Dimensionen wird es viele geben. Täglich wird uns im TV über das Universum und über Dimensionen etwas berichtet, da ist bestimmt eine Menge dran. Mit dieser kleinen Vorgeschichte möchte ich nur sagen, dass Anna und ich keine Angst vor dem Tod hatten und gespannt auf das Danach waren. Das konnte aber doch noch viele Jahre auf sich warten.

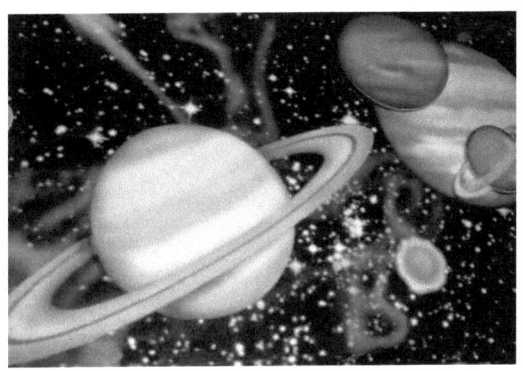

Die Jahre vergingen. Doch dann, irgendwann, hörte ich länger nichts von Anna. Besorgt forschte ich. Ihr Haus war verkauft, der Besitzer sprach von Seniorenheim. Also fuhr ich alle Heime in unserer Stadt ab. Tatsächlich, ich fand Anna.

Anna erkannte mich sofort. Zuerst dachte ich, sie wolle mir schmeicheln, als sie sagte: „Ach, Du bist ja einer der Guten." Erst viel später stellte ich andere Schlüsse. Die Demenz ist innerhalb des letzten Jahres größer geworden. Da ich sehr viele Informationen in mir von Anna trug, trainierte ich 3x in der Woche ihre Erinnerungen. Im Heim traf ich einige liebe Menschen meiner damaligen Kundschaft wieder. Mit Anna zusammen besuchte ich sie alle. Es war ein Highlight 3x in der Woche. Kekse und Tee wurde gereicht. Wir erzählten aus der guten alten Zeit.

Ich denke da an Eheleute Wuttke. Früher konnte ich nicht verstehen, warum die Nachbarskinder ihn immer wieder ärgerten. Herr Wuttke aber auch immer darauf einging und kräftig schimpfte. Frau Wuttke erzählte mir nun, dass ihr Mann eine Kopfverletzung mit aus dem Krieg brachte... ja, jetzt verstehe ich.

Dann war da Frau Tschöpe. Eine ganz liebe und immer fröhliche

Frau. Sie steckte mir zu meiner Lehrzeit immer ein gutes Trinkgeld ein. „Hier, Du brauchst es doch später fürs Studium.", flüsterte sie. Ihr Mann durfte es aber nicht wissen. Beide waren froh, wenn ich früher nach getaner Arbeit bei ihnen einen Bären-Schnaps getrunken habe. Auch dies verstehe ich heute, sie waren einsam.

Bei dem Übergang von Frau Tschöpe und Frau Wuttke waren Anna und ich dabei. Anna konnte gut singen und sang uns allen Kirchenlieder vor.

Mit der Zeit bemerkte ich eine Verschlechterung des Gesundheitszustandes bei Anna. Sie saß immer im Flur, wenn ich abends kam. Ihr Blick war nach unten gerichtet, mit den Beinen wackelte sie. Sie litt am Restless-Legs-Syndrom, den unruhigen Beinen. Sofort wenn sie mich sah, glänzten ihre Augen. „Du bist einer der Guten.", sprach sie jedes Mal. „Wer sind denn die Bösen?", fragte ich. „Ja, wenn ich einschlafe kommen die Bösen und die Guten zu mir. Da ist eine Röhre, wie ein Gitter. Und die bösen Hände wollen mich nicht durch lassen.", so Anna. Genau so erzählte sie es mir nun bei jedem Besuch. „Heute kam ich schon etwas weiter, aber die bösen Hände zogen mich wieder zurück.", sagte sie.

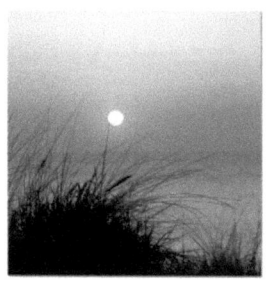

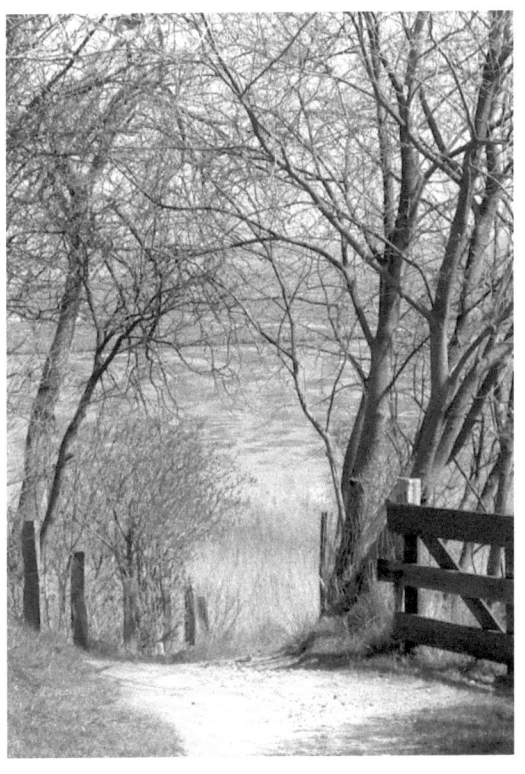

Von nun an schmierte ich Anna abends ihre Brote. „Ach, Du bist ja so ein Guter." „Du hast bestimmt keine Lust selbst zu schmieren, oder?", sagte ich. Die Betreuung hörte alles und sagte

leise zu mir: „Sie kann es nicht. Sie ist in der Nacht auf ihren Arm gefallen." Ich verstand, deshalb auch nun das Gitter am Bett. In Annas Zimmer trainierten wir dann wieder. „Wer war Dein Ehemann? Wie viele Kinder hast Du? Was hast Du erlernt? Und so weiter und so weiter. Bei der Frage „was hast Du erlernt?" schaute ich sie immer an und überlegte, was diese Krankheit aus einem so erfolgreichen Menschen machen kann. Die Jahrzehnte vergingen vor meinem dritten Auge wie im Flug.

Weiterhin trainierten wir zusammen. Jedoch bemerkte ich, dass sich Annas Gesichtsausdruck nicht mehr so veränderte, wie früher. Erzählte ich etwas über Tiere, bekam sie früher große Augen und lachte. Heute lächelt mich

Anna nur noch an. Es wurde mit dem selbstständigen Essen auch problematischer. Ich saß neben Anna und schmierte ihr Brot. Oft sah ich Patienten, die ihr Abendbrot nicht selbst gegessen haben. Bei Anna sorgte ich dafür, dass sie gut aß, das tat sie dann auch gern. Irgendwann saß Anna nicht mehr im Flur, um auf mich zu warten. Sie konnte nicht mehr allein gehen. Also schob ich Anna durch das ganze Gebäude und durch den angrenzenden Park. Ich sah ihr an wie sehr sie sich gefreut hat. Mir tat es sehr gut.

Die Treffen bestanden also von nun an aus dem Rollstuhlfahren im Park, dem Abendbrot, dem Training des Gehirns und der „Gute Nacht-Geschichte". Auch diese Phase zog sich einige Monate so hin.

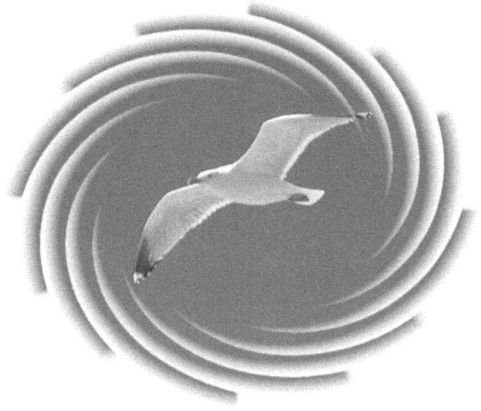

Eines Tages bekam ich einen Anruf. Anna sei gefallen und liegt nun im Krankenhaus. Sofort besuchte ich sie dort. „Du bist auch ein ganz Guter.", so begrüßte Anna mich. Ich erfuhr, dass Anna wieder aus dem Bett gefallen ist.

Im Seniorenheim sagte man mir dann, dass eine Patientin nachts in Annas Zimmer kam und stürzte. Anna wurde wach und

wollte über das Gitter klettern und wohl helfen. Anna war natürlich immer gelenkig. Bis ins hohe Alter trainierte sie nach den Übungen der „5 Tibeter" und „Pilates". Nun war ein Oberschenkelhalsbruch die Folge. Anna erholte sich nach diesem Sturz nicht mehr. Die Restless Legs (unruhige Beine) taten ihr Übriges dazu. Ab jetzt sagte Anna immer öfter zu mir: „Ich möchte gern sterben."

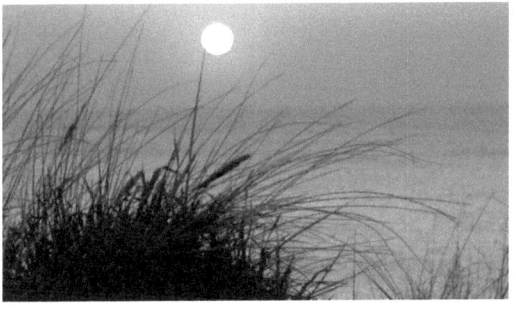

Diese Phase dauerte nun einige Wochen. Aufstehen konnte Anna nicht mehr. Weiterhin sagte sie zu mir: „Du bist auch ein Guter." Von nun an fragte ich Anna intensiv nach ihren Träumen. Natürlich wurde auch weiter trainiert. Ihr Träumer erzählte sie mir so: „Schon vor dem Einschlafen sehe ich unter der Zimmerdecke ein kleines weißes Licht. Ein Tunnel öffnet sich, er kommt auf mich zu. Es sieht wie ein Drahtgeflecht aus. Daraus kommen Hände. Die einen wollen mich durchlassen, die anderen nicht." Ich fragte: „Warum sagst Du, dass ich ein Guter bin?" „Weil Du gute Hände hast.", antwortete Anna.

Dieses Ritual spielte sich bei allen unseren zukünftigen Treffen ab. Ich fragte immer mehr. Etwa: „Siehst Du Farben? Siehst Du Gesichter? Erkennst Du jemanden? …"

Am Anfang sah Anna nur diesen Tunnel. Aber während unserer Gespräche erzählte mir Anna vom Krieg, wie die Bomben fielen und sie sich im Keller ihrer Großeltern versteckte. Jedes Mal deckte sie sich bis über die Augen zu. Ich wechselte sofort das Thema und sprach über Tiere. Schlagartig lachte Anna.

Dann kam der Tag, an dem Anna sagte: „Habe ich eigentlich Kinder?" Genau diese Frage wurde von mir bei jedem Treffen geübt und beantwortet. Die Demenz hatte also wieder einen Schritt nach vorn gemacht. Nun erzählte mir Anna auch noch mehr von ihren Träumen. „Heute hat mich mein Vater besucht. Früher fuhr er einen Simson Supra, ein elegantes Automobil. Er möchte gern, dass ich zu ihm komme.

Wenn er mich abholt bringt er Verstärkung mit. Den Bösen werden wir es dann aber zeigen.", sagte Anna und lachte. „Ja, Anna, und solange Du hier bist, passe ich auf Dich auf.", sagte ich. Anna schaute unter die Zimmerdecke und drückte meine Hand.

Mit der Zeit bekam Anna immer mehr Schluckbeschwerden. Nach jedem Bissen gab ich ihr Tee. Nach dem Einschlafen hörte ich sie von nun an röcheln. Oft saugte ihr die Nachtschwester den Schleim ab. Ich ließ mir das zeigen, damit ich ebenfalls Hand anlegen konnte.

„Ich sah heute Nacht ein großes Auge. In der Mitte war es weiß, nach außen sah ich alle Farben. Dann öffnete sich wieder der Tunnel. Hast Du den Keller abgeschlossen?", sagte Anna zu mir. "Ja, Anna. Ich habe den Keller abgeschlossen.", antwortete ich. "Das ist gut. Denn es kommen immer öfter die Blauen mit den weißen Augen." "Sind es Gute?", fragte ich. "Das weiß ich noch nicht.", antwortete Anna.

Ich ging auf alles ein, hielt dabei ihre Hand und streichelte ihre Wange. Sie schaute mich immer an und lächelte.

Das Röcheln verschlimmerte sich. Manchmal verstand ich Anna auch nicht mehr. Sie sprach wie von einem anderen Stern… aber mit Betonung. Dann war wieder alles in Ordnung. Dann erzählte sie mir Geschichten aus ihrer Jugend. Mit der Zeit wusste ich alles von Anna. Ich hatte das Gefühl, ein weiteres Leben in mir zu tragen.

An ihren Augen erkannte ich, was sie für Wünsche hatte.
Diese Zeit zog sich nun etwa 14 Tage hin.

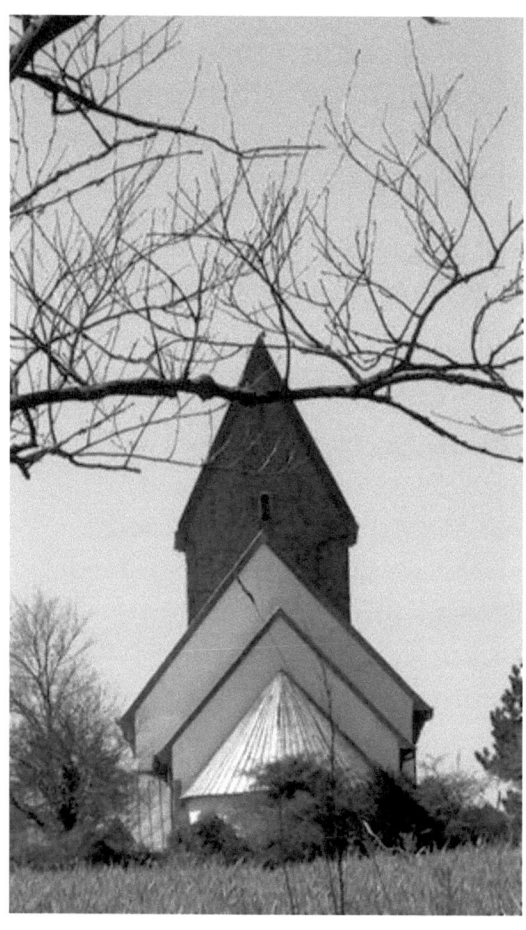

Ganz langsam erreichte ich Anna nicht mehr. Zumindest an ihren schlechten Tagen. Hin und wieder brachte ich Lilly Mops mit. Von nun an immer. Sobald Anna meinen Kleinen Mops sah, wurde sie ganz anders. Sie lächelte, schaute Lilly Mops auf die Pfoten und sagte: „Du bist auch so ein ganz Guter." Mit Lilly Mops und den Geschichten, die Anna mir ja vorher erzählt hatte, konnte ich ihr noch viel Lächeln abgewinnen.

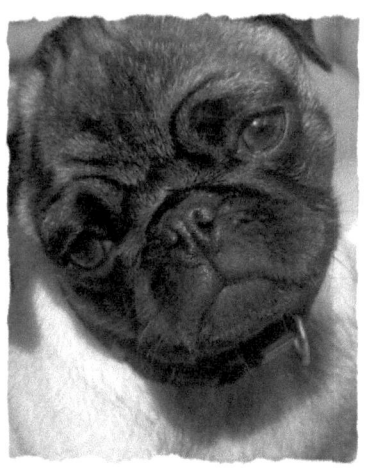

Und dann kam der Tag, an dem ich informiert wurde, dass es wohl mit Anna zu Ende gehen würde. Ich übernahm morgens die Absaugmaschine. Anna hustete nur noch. Ein letztes Mal sagte sie noch, dass ich einer der Guten sein würde. Danach schaute mich Anna nur noch an. Ich kämmte ihr Haar. Anna hatte immer noch sehr feste und dicke Haare. Dann setzte ich mich neben sie. Jetzt nahm ich ihre Hand und erzählte alles was ich aus ihrem Leben wusste. Diese Phase zog sich über Stunden hin.

Zwischenzeitlich setzte ich mich in ihren alten Lehnstuhl und schlief ein. Eine Betreuerin übernahm dann das Absaugen des Schleimes.

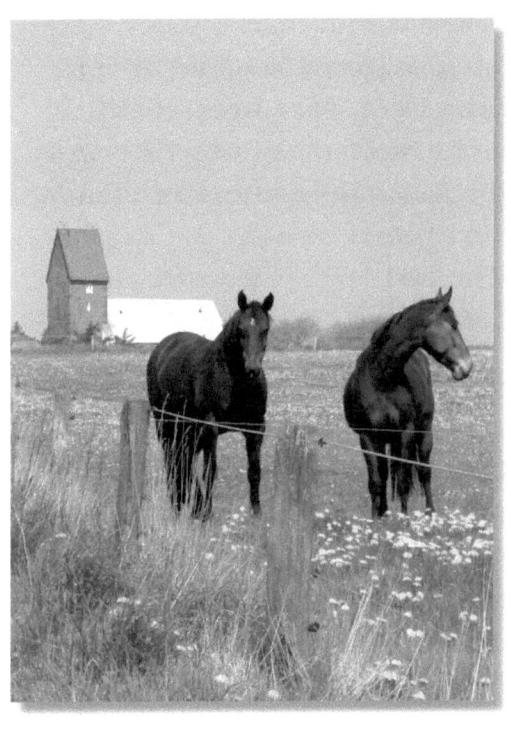

Gegen 22 Uhr schloss ich das Fenster und stellte es auf Kipp. Es war ein warmer und windstiller Herbstabend. Immer wieder erzählte ich Anna ihre Lebensgeschichte. Sie schaute dabei unter die Zimmerdecke und drückte hin und wieder

meine Hand. Immer öfter saugte ich nun ihren Schleim ab und bemerkte, dass Anna nicht mehr husten konnte. Es wurde für Anna immer anstrengender. Sie schloss nun oft die Augen. Hin und wieder konnte sie tief Luft holen.

Von Zeit zu Zeit kam ein Arzt herein und kontrollierte Annas Zustand. „Sollen wir übernehmen?", fragte er. „Nein, ich habe es Anna versprochen, dass ich bei ihrem Übergang in den Himmel oder in die nächste Dimension dabei sein würde."

Bis 2 Uhr morgens kämpfte Anna mit dem Schlucken und dem Schleim. Alle 5 Minuten saugte ich ihn ab. Ich bemerkte, dass Anna Kraftloser wurde. Wenn sie einmal ihre Augen öffnete, schaute sie mich ganz lieb an. Anna kannte ich nun über 40 Jahre, ich hatte das Gefühl, dass sie in den letzte Stunden äußerlich sehr gealtert ist. Immer wieder kämmte ich ihre Haare, streichelte ihr Gesicht und erzählte alles aus ihrem Leben. Manchmal hatte ich den Eindruck, sie würde noch alles gut verstehen. Bei den lustigen Stellen der Geschichten, lächelte Anna.

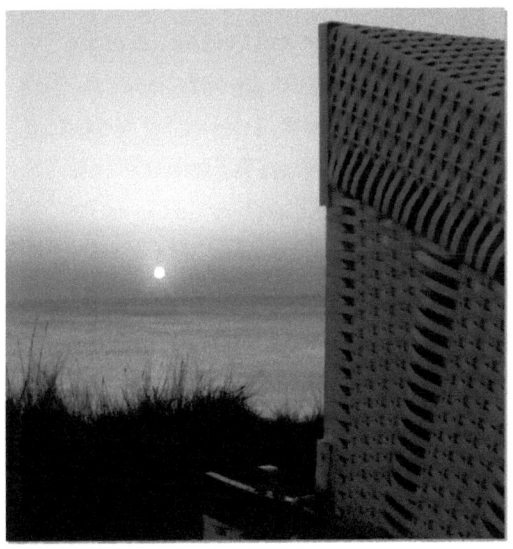

Um 3 Uhr 15 wurde Annas Luftholen immer schwieriger und dauerte auch sehr lange. Nun hielt sie nicht mehr meine Hand, sondern ich ihre. Nachdem ich aufgehört habe, Annas Lebensgeschichte zu erzählen, wurde es sehr ruhig. Ich hörte die Tisch-Uhr ticken. Ich achtete auf Annas Atem. Mir fiel auf, dass ich nun viel weniger abpumpen musste, es wurde immer seltener. Anna hatte die Augen geschlossen. Ich hielt ihre Hand, hin und wieder ein Zucken. Nun kämmte ich Anna wieder und wusch mit einem Waschlappen ihr Gesicht. Sie öffnete ihre Augen nicht mehr. Ganz langsam verließ mich Anna. Immer wieder sagte ich ihr: „Gehe zum Licht, die guten Hände werden die tragen. Und ganz oben wartet Deine Familie auf Dich." Diesen Satz habe ich unzählige Male gesagt.

Und nun ein letztes Mal. Anna ging...

In diesem Augenblick hatte Anna ein jugendliches Gesicht. Sie war fast Faltenlos. Ich schaute gleichzeitig mit Lilly Mops zum Fenster, das immer noch auf Kipp stand. Plötzlich wehte die Gardine, aber wie gesagt, es war windstill und die Zimmertür war geschlossen. Für mich ganz persönlich löst sich der Geist vom Körper als eine Energie und geht... ja, wohin? Ich kann es nur ahnen und daran glauben.

In Gedenken an Anna.

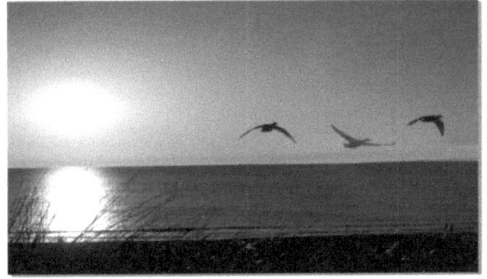

Ein paar Worte von Uwe H. Sültz an die Leser dieses kleinen Buches:

Wenn ein lieb gewonnener Mensch irgendwann im Nichts verschwindet, bleibt Dir nur die Erinnerung an die Zeiten des gemeinsam Erlebten. Aber auch bevor der liebe Partner, Freund oder Wegbegleiter, völlig alle Erinnerungen und vielleicht dann auch Dich vergisst, beginne so früh wie möglich mit dem Auffrischen des gemeinsamen Weges. Es hilft dem Kranken und Dir selbst. In dieser Zeit sind beide sehr dankbar, dankbar für alles Erlebte und dankbar für das Auffrischen der Erinnerungen. Teilt den letzten Weg mit guten Freunden und Wegbegleitern, so lange es geht.

Es gibt keinen logischen Weg mehr, so wie zu gesunden Zeiten. Es gibt nur noch das Herz, die Liebe und die Seele, es gibt nur noch einen ganz individuellen und speziellen Weg. Und was nach dem Ausbruch der Demenz auch passiert, erwarte keine Dankbarkeit, der Kranke vergisst alles. Der lieb gewonnene Partner, Freund oder Wegbegleiter lebt dann nur noch im Jetzt, nicht mehr im Gestern und im Morgen. Aber Deine eingesetzte Energie und Zeit ist nicht vergebens, denn es galt der Seele, der Liebe und des einmal Wiedersehens in einer anderen Dimension... bei Gott.

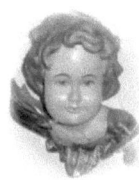

Uwe H. Sültz

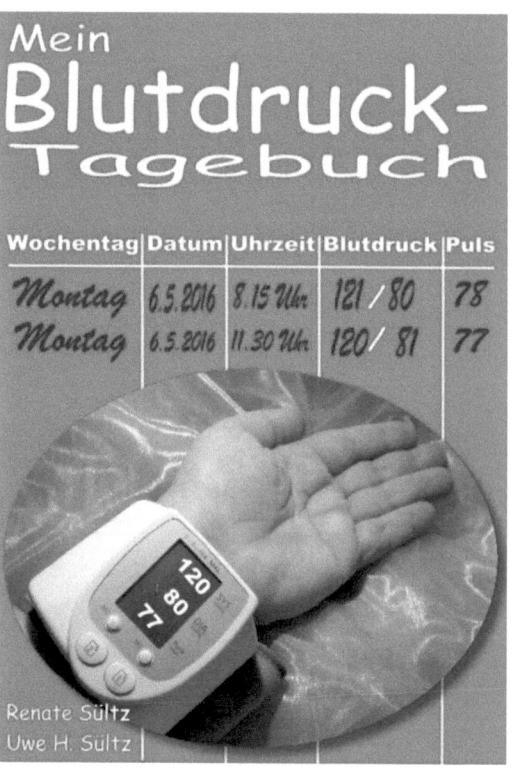

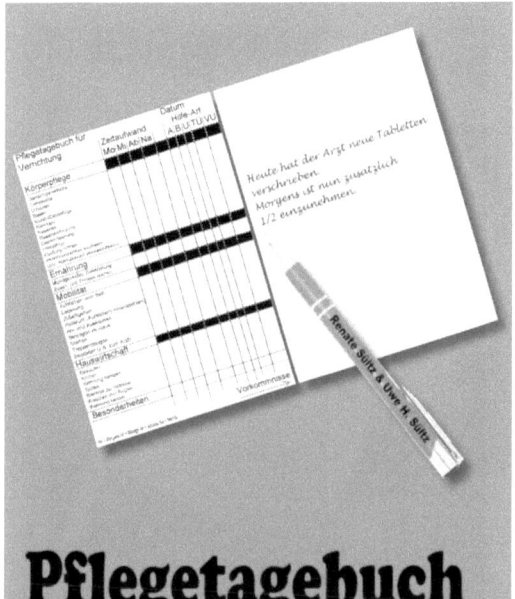

Pflegetagebuch
für 3 Monate
+ Notizbuch für besondere Vorkommnisse

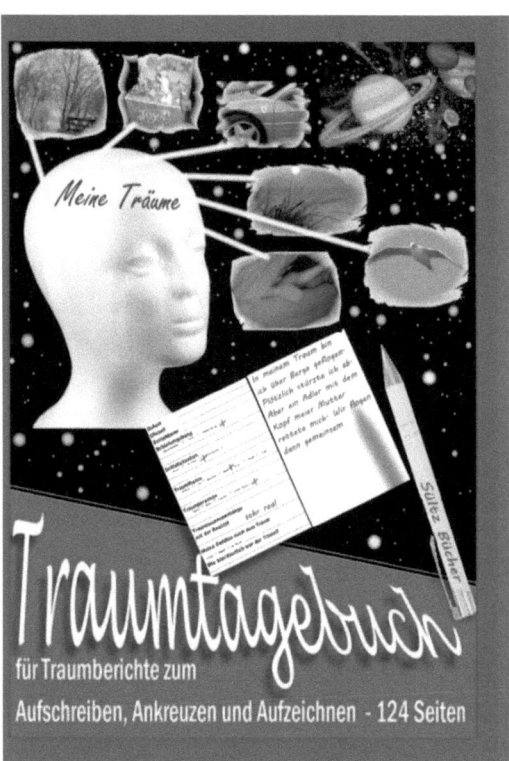

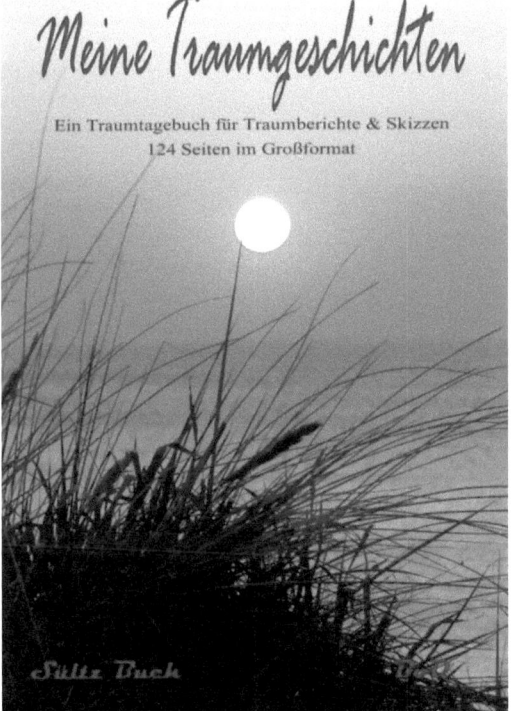

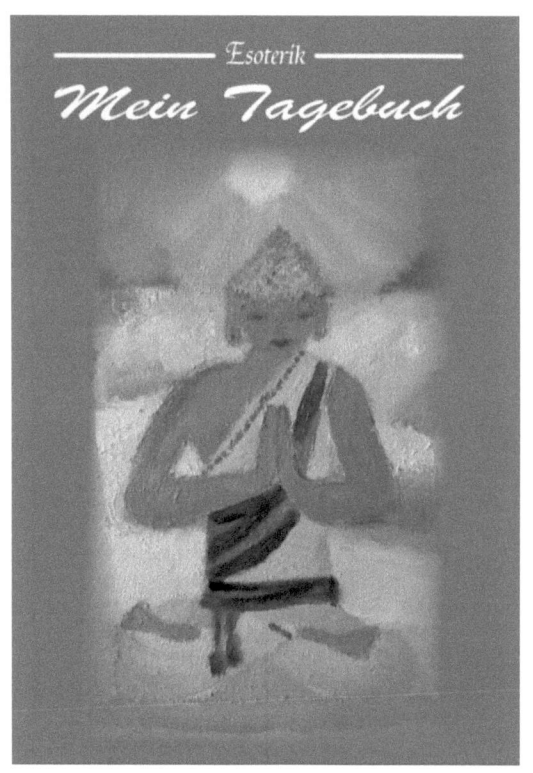

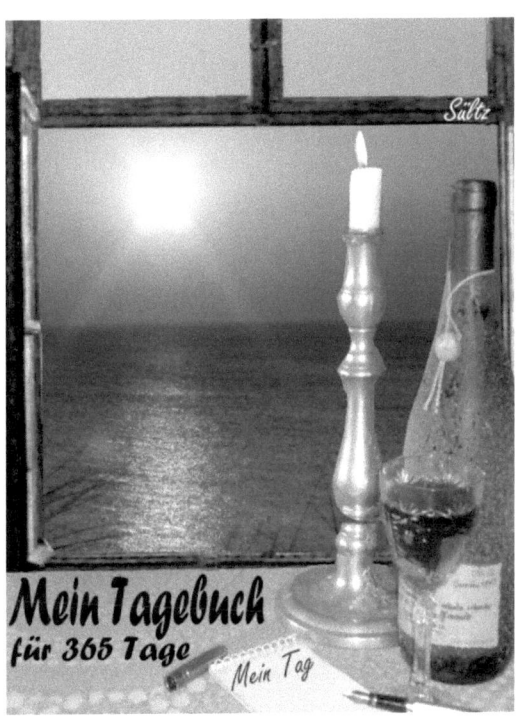

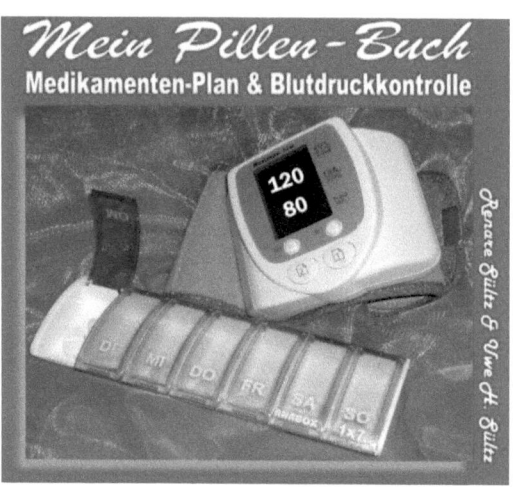

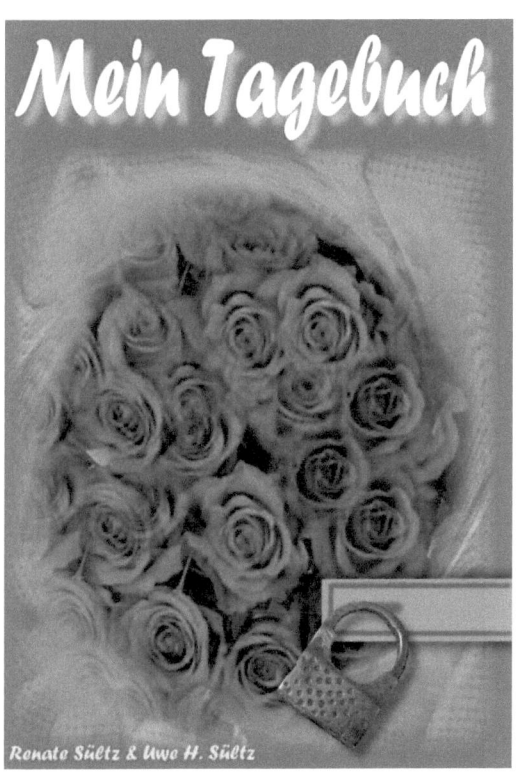

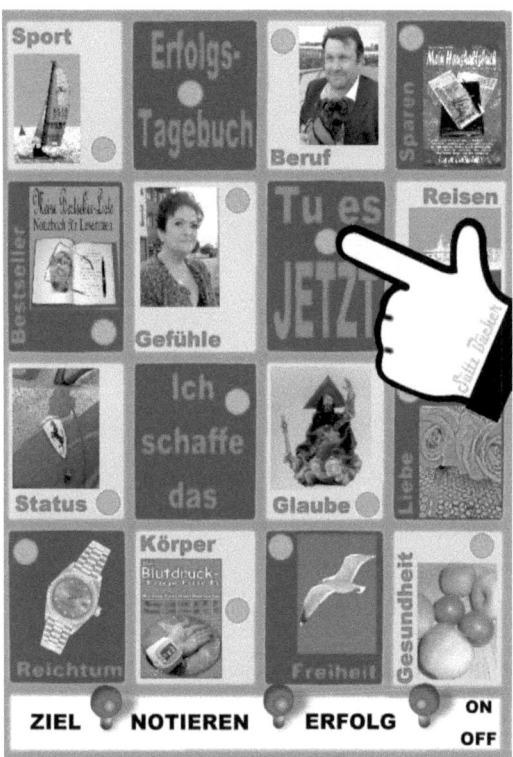